MÉMOIRE

SUR LA QUESTION

DE MATIÈRE MÉDICALE

PROPOSÉE EN 1820

PAR

LA SOCIÉTÉ DE MÉDECINE
DE PARIS.

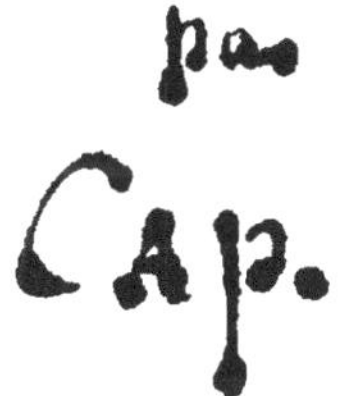

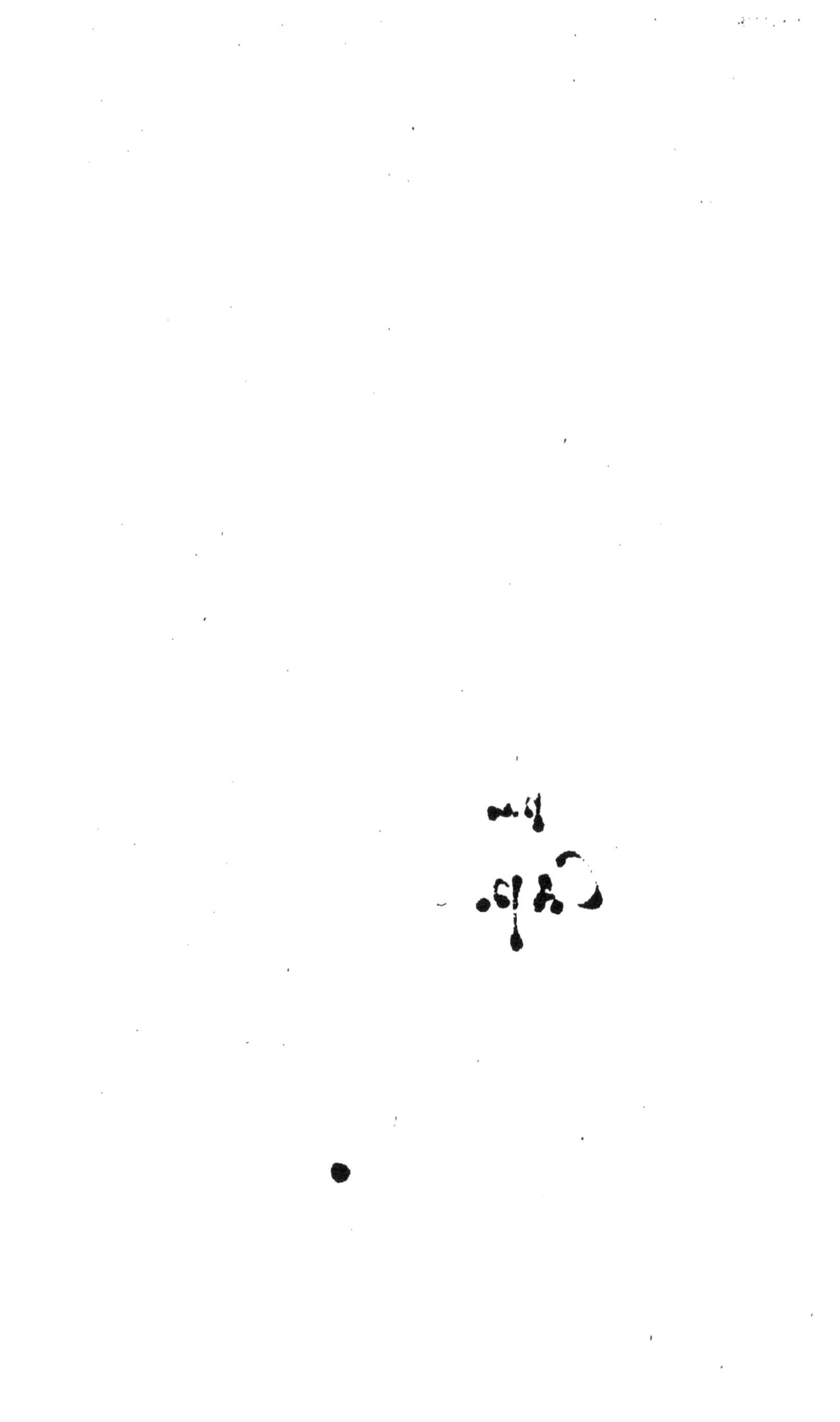

MÉMOIRE

SUR

CETTE QUESTION,

« DÉTERMINER SI , DANS L'ÉTAT ACTUEL DE NOS CONNAIS-
» SANCES, ON PEUT ÉTABLIR UNE CLASSIFICATION RÉGU-
» LIÈRE DES MÉDICAMENS, FONDÉE SUR LEURS PROPRIÉTÉS
» MÉDICALES. »

OUVRAGE

AUQUEL LA SOCIÉTÉ DE MÉDECINE DE PARIS

A DÉCERNÉ UNE MÉDAILLE D'OR,

Dans sa séance du 20 février 1821.

PAR PAUL-ANTOINE CAP,

Pharmacien , Secrétaire de la Société Linnéenne et de la Société de Pharmacie de Lyon ; Membre des Sociétés de Médecine de Paris , Lyon ,
Marseille; de la Société Linnéenne de Paris, de l'Académie de Mâcon, etc.

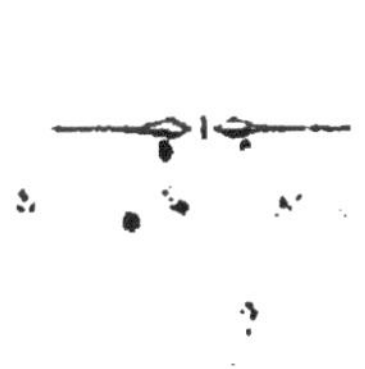

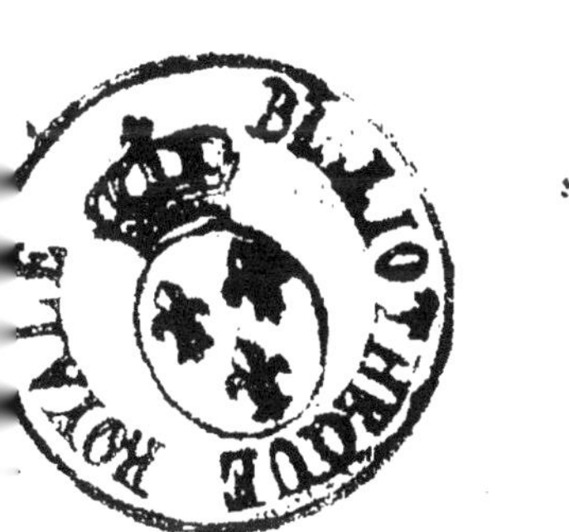

A LYON,

DE L'IMPR. DE DURAND, SUCC. DE BALLANCHE,
Hôtel de Malte, rue du Plat, n.º 15.

1823.

AVANT-PROPOS.

En 1818, la Société de Médecine de Paris proposa pour sujet de prix la question qui fait le
sujet de ce mémoire. Aucun des concurrens
n'ayant paru digne de la couronne, la question
fut remise au concours les deux années suivantes. Je n'entrai en lice que la troisième année; et, dans sa séance du 20 février 1821, la
Société de Médecine « convaincue que le mo-
» ment n'était point arrivé d'obtenir une solution
» complète de la question proposée » la retira
du concours , en décernant toutefois une médaille d'or à mon ouvrage,

Ce travail se divise en trois parties : dans la
première, je recherche les causes qui ont retardé
si long-temps les progrès de la matière médicale;
dans la seconde, j'établis, par des distinctions précises et que je crois nouvelles, l'objet de cette
science, et les diverses parties dont elle se com-

pose. J'examine ensuite le degré d'avancement de chacune de ces branches, et j'en déduis cette conséquence , *que dans l'état des connaissances actuelles on ne saurait établir une classification régulière des médicamens , fondée sur leurs propriétés médicales.*

J'aurais pu borner là mes considérations, sans m'écarter des conditions du programme. Néanmoins, je crus devoir, dans une troisième partie, présenter quelques vues générales sur la science des médicamens. J'essayai de déterminer sur quels points devaient se diriger à l'avenir les recherches des pharmacologistes , et je traçai largement le cadre d'un grand ouvrage , dont les divisions pourraient servir de base à un corps complet de doctrine pharmacologique.

J'espérais alors pouvoir m'occuper de cette vaste entreprise. Déjà , et sur l'obligeante invitation de la compagnie savante qui avait provoqué mon travail , j'avais donné à quelques points principaux les développemens dont ils m'avaient semblé susceptibles. Je ne comptais en entretenir le public qu'au moment où mon ouvrage m'eût paru digne de fixer son atten-

tion; mais des circonstances particulières, éloi-
gnant de moi chaque jour la faculté de m'y
livrer exclusivement, me déterminent à prendre
date pour quelques idées qui me sont propres,
et qui font l'unique mérite de cet opuscule.

Lyon, 18 janvier 1823.

Ut potero , explicabo , nec tamen ut Pythius
Apollo , certa ut sint et fixa quæ dixeram ,
sed ut homunculus , probabilia conjecturâ
sequens.

CIC. *Tuscul. l.* 1 , *c.* 9.

MÉMOIRE

SUR CETTE QUESTION :

DÉTERMINER SI, DANS L'ÉTAT ACTUEL DE NOS CONNAIS-
SANCES, ON PEUT ÉTABLIR UNE CLASSIFICATION RÉGU-
LIÈRE DES MÉDICAMENS, FONDÉE SUR LEURS PROPRIÉTÉS
MÉDICALES.

> .... Etant donné un être naturel quelconque,
> déterminer *à priori* l'effet que chacune de ses
> parties aura sur le corps humain, lorsqu'elle
> sera appliquée dans des circonstances données.
> (*DECANDOLLE*, *Essai sur les propr. méd,
> des plantes*, 2.e *édit. p.* 2.

L'ESPRIT d'analyse est le génie des sciences;
lui seul répand la lumière sur les routes diffi-
ciles qui conduisent à la vérité. De toutes les
branches des connaissances humaines, la médecine fut peut-être la dernière à se saisir de son
flambeau; mais à peine la méthode analytique
fut-elle introduite dans sa philosophie, qu'un
nouveau jour sembla se lever pour elle, et
l'éclat de ses rayons éclipsa pour jamais les
fausses lueurs de tous les vains systèmes qui
l'avaient précédé. Dégagée enfin des entraves
d'une doctrine surannée, cette belle science voit
s'ouvrir devant elle une carrière plus vaste et

plus brillante. Son essor, fruit des travaux des Barthez, des Bichat et des Cabanis, se développe, s'agrandit chaque jour, tandis que les progrès de toutes les sciences naturelles semblent à l'envi applanir sa route, assurer sa marche et lui préparer de nouveaux succès.

Mais toutes les parties de l'art de guérir ne s'avancent point d'un pas égal, toutes ses branches ne s'élèvent pas à la même hauteur; quelques-unes même sont restées comme stationnaires au milieu de cette tendance générale vers le perfectionnement. Telle est surtout la matière médicale, et la question qui va nous occuper en est pour nous une preuve trop évidente. En effet, mettre en problême ce qui semble avoir été résolu tant de fois, n'est-ce pas reconnaître qu'aucun des nombreux traités que nous possédons sur cette matière n'en a donné de solution satisfaisante?..... C'est appeler les méditations de l'homme studieux sur un sujet important, envisagé jusqu'à ce jour sous un faux point de vue; c'est déclarer que, repoussant les vagues théories et tous les rêves de l'imagination, la science doit reposer à l'avenir sur des faits certains, sur des observations mille fois constatées; c'est demander enfin dans quel ordre ces données une fois acquises devront être disposées pour en faciliter l'étude et en diriger l'application ; c'est ainsi, du moins, que nous avons interprété la question proposée par la Société de Médecine de Paris, et à laquelle nous allons nous efforcer de répondre.

Exposer rapidement les causes qui ont retardé les progrès de la science des médicamens ;

Prouver que l'état de nos connaissances actuelles ne nous permet pas d'établir une classification des médicamens, fondée sur leurs propriétés médicales ;

Indiquer la marche qu'il nous semble convenable de suivre pour parvenir quelque jour à établir cette classification :

Tels sont les points que nous nous proposons de développer successivement, et qui formeront les principales divisions de ce mémoire.

PREMIÈRE PARTIE.

La Médecine ayant pour objet la conservation de la santé et la guérison des maladies, se divise naturellement en trois branches :

1.º La connaissance *du sujet* (l'homme physique dans l'état de santé ou de maladie) ;

2.º La connaissance *des moyens* (la diététique et la matière médicale) ;

3.º L'application *des moyens au sujet* (l'hygiène et la thérapeutique).

Un principe qui nous semble incontestable, c'est qu'une science se fonde plus spécialement sur les phénomènes qu'elle observe, que sur les conséquences qui en sont le résultat, et que son degré de certitude est plutôt en raison du nombre des faits qu'elle a recueillis, que des inductions qu'on en pourrait déduire. Ainsi, des trois branches de la Médecine, celle qui repose essentiellement sur l'étude de l'homme physique devait atteindre avec rapidité le haut point de perfection qui la distingue de nos jours, aussitôt qu'on se serait appliqué à rassembler avec soin la série des faits dont elle se compose ; et quels que soient les systèmes plus ou moins ingénieux auxquels ils ont servi de base, ces faits sont immuables, les phénomènes sont constans et la science existe. L'anatomiste, en effet, n'attendait rien des sciences accessoires ; tout se bornait pour lui à une heureuse investigation des objets qu'il avait sous les yeux; mais, il n'en était pas de même des autres branches de l'art de guérir, surtout de la matière médicale et de la thérapeutique. Ici, la partie du champ qui n'était pas occupée par des vérités palpables, fut livrée tout entière à des spéculations plus ou moins vagues, que l'esprit humain tenta vainement de fixer, en s'appuyant sur des abstractions ou des hypothèses; et ces deux sciences, recueillant sans choix, sans ordre, les matériaux que leur fournissaient le temps et surtout le hasard, élevèrent avec lenteur un monument informe et périssable, que tous les efforts du génie n'eussent point affermi sur de tels fondemens.

Mais, pour nous renfermer ici dans les bornes du sujet qui nous occupe, examinons quel concours de circonstances dut s'opposer particulièrement aux progrès de la matière médicale; essayons de suivre sa marche à travers les siècles de l'ignorance primitive, et ceux d'une philosophie erronée, plus funestes encore pour elle.

Accablé de faiblesse et de souffrances, l'homme jeta d'abord les yeux sur les substances qui l'environnaient, et chercha parmi elles quelque soulagement à sa misère. Il y trouvait des alimens pour ses besoins, il espéra d'y rencontrer des remèdes à ses maux. Mais que de temps doit s'écouler avant qu'une heureuse rencontre favorise le succès de ses nombreuses tentatives ! Dans l'immense collection des êtres naturels , comment son regard s'arrêtera-t-il de préférence s'ur l'un deux? Lorsqu'il l'aura choisi, comment arrivera-t-il que le médicament, son état et sa dose se rapportent exactement à la maladie et à sa période, au climat et à la saison, au sexe, à l'âge, au tempérament du malade ? Et lors même que le hasard se sera plu à rassembler cette étrange réunion de chances favorables, dût cette expérience unique être regardée comme concluante, ce n'est encore qu'un fait isolé , c'est un grain de sable pour un immense édifice. Toutefois le temps fournit à la longue un petit nombre d'observations semblables, les recherches se multiplient , la tradition en propage les résultats et nous arrivons à l'époque où l'on recueille pour la première fois le fruit de l'expérience des siècles ; précieuse , mais bizarre collection de vérités et d'erreurs, de préjugés et de lumières, sur lesquels , néanmoins, l'homme s'empresse

d'édifier des systèmes et d'imaginer des doctrines.

Simple et bornée sous Hippocrate, plus étendue sous Théophraste et Dioscoride, la matière
médicale s'enrichit avec excès sous Andromaque
et Nicandre. Galien, et plus tard Aëtius, re-
cueillirent dans leurs ouvrages tous les anti-
dotes, toutes les recettes alexipharmaques des
Grecs et des Égyptiens ; et bientôt les Arabes
vinrent mettre le comble à ce chaos, en y joi-
gnant les préparations chimiques et toutes les
monstruosités de la polypharmacie.

Alors se succédèrent cette foule d'hypothèses
qui, accueillies avec enthousiasme et rejetées
avec dédain, régnèrent tour-à-tour dans les
écoles, parvinrent jusqu'au moyen âge et se-
mèrent de difficultés et d'entraves la marche de
cette belle science. Liée à l'histoire naturelle,
à la physiologie, à la thérapeutique, elle en
partagea les incertitudes, suivit leurs progrès
ou leurs phases malheureuses, et se vit enve-
loppée dans ces discussions abstruses qui divi-
sèrent si long-temps les médecins et les philosophes. Enfin, avec la renaissance des lettres
parut commencer une ère nouvelle pour toutes
les branches des connaissances humaines; mais

long-temps encore les questions les plus vaines et les plus subtiles devaient retarder l'essor des sciences physiques, et l'étude de la nature, absorbée dans de chimériques recherches , sembla, malgré les lumières qui jaillissaient autour d'elle, s'égarer comme à dessein dans les routes obscures de l'alchimie.

Cependant, tant de travaux et d'efforts n'étaient pas entièrement perdus pour la matière médicale ; déjà l'on s'appliquait à mieux connaître les corps simples des trois règnes , et bientôt leur histoire devint l'objet d'une étude spéciale. C'était un grand pas , sans doute, et le premier qu'on eût dû faire dans cette carrière ; mais à peine eût - on rassemblé les élémens de cette vaste science, que de nouveaux obstacles naquirent de l'abus des méthodes imaginées pour son étude : « *piége le plus subtil* » *et le plus dangereux*, s'écrie Cabanis, *que* » *la nature ait placé sur la route de l'es-* » *prit humain.* » Loin de se borner à recueillir les données que l'on avait acquises et à les disposer avec ordre, afin de soulager la mémoire et de faciliter les travaux à venir, on voulut voir la science toute entière dans les classifications, et l'on prétendit asservir la nature elle-même aux règles qu'on lui avait tracées.

A l'abus des méthodes succéda plus tard celui des nomenclatures. Buffon qui s'en plaignait hautement au milieu du dernier siècle, prévoyait-il à quel excès cet abus serait porté de nos jours ? « *La science*, écrivait cet homme » célèbre, *est plus aisée à apprendre que* » *la nomenclature qui n'en est que la lan-* » *gue.* » Et nous pourrions presque dire aujourd'hui que sans la nomenclature la science elle-même ne serait qu'un jeu. Qui répandra quelque lumière dans cette obscurité toujours croissante ? où s'arrêteront ces changemens qui sont devenus la première difficulté de la botanique et de la chimie moderne ? La confusion est née du principe même qui tendait à la faire disparaître. « Telle est, dit Pline, la condition » de l'esprit humain, que tout commence par » la nécessité et finit par l'abus : *Hæc est* » *omni in re animorum conditio, ut à ne-* » *cessariis orsa primò, cuncta pervenirent* » *ad nimium.* [1] »

Ce serait sans doute un tableau vaste et intéressant à tracer que celui de toutes les *méthodes* inventées pour l'étude de l'histoire naturelle, et des différentes *nomenclatures* succes-

[1] C. PLIN. SEC. L. XXVI. IX.

sivement appliquées à chacune de ses parties; mais, de quelle étendue immense deviendrait ce tableau, s'il fallait y joindre celui de toutes les classifications proposées pour les substances médicinales, de tous les systèmes imaginés pour expliquer leur action, la distinction des médicamens en galéniques et chimiques, en évacuans et en altérans, en toniques et relâchans, la supposition de leurs propriétés spécifiquement curatives, les doctrines encore récentes de leur effet chimico-médical, et cette foule d'interprétations diverses que chaque âge a vu naître, fleurir et remplacer par d'autres aussi peu fondées, aussi peu durables. Arrêtons-nous plutôt, et détournons nos regards de ces archives de l'erreur et de la faiblesse humaine, dont la question même qui nous occupe nous semble être à la fois la critique la plus éclatante et la plus judicieuse.

Mais, de toutes les causes qui s'opposèrent si puissamment aux progrès de la matière médicale, il n'en est aucune qui ait eu plus d'influence que le défaut de méthode analytique, et dans sa philosophie et dans ses recherches expérimentales ; soit qu'attachant plus d'importance aux autres branches de la Médecine, on

en ait moins réservé dans les écoles aux instrumens matériels de cet art; soit que l'étendue de
la science et le peu de faits positifs sur lesquels
elle s'appuie aient détourné les meilleurs esprits
de s'appliquer à son étude , il est certain que
trop d'obscurité règne encore sur plusieurs de
ses parties, et qu'une confusion déplorable se
fait remarquer dans sa pratique et dans son enseignement. Essayons enfin d'éclairer par l'analyse la vaste carrière qu'elle offre à nos méditations, et s'il résulte de nos efforts la malheu-
reuse certitude que l'état de nos connaissances
actuelles ne nous permet pas d'établir une classification des médicamens, fondée sur leurs propriétés médicales, espérons du moins d'en tirer
quelques lumières sur la marche la plus convenable à suivre, pour parvenir un jour à ce
beau résultat.

DEUXIÈME PARTIE.

Divisum sic , breve fiet opus.
(MART. l. 4 , ep. 83.)

LA confusion, le défaut de fixité dans les principes, commence en matière médicale à la définition même de cette science. Les auteurs sont

loin de s'accorder à cet égard, les uns la confondent avec toutes les sciences qui l'avoisinent ; d'autres n'en donnent qu'une définition négative, en indiquant les points dont elle s'éloigne, au lieu de tracer avec exactitude le cercle qui la doit renfermer ; d'autres, enfin, négligeant d'en rechercher l'acception véritable , proposent d'y substituer une expression nouvelle, et modifient ainsi la science suivant l'idée qu'ils en ont conçue, plutôt que de conformer leurs idées à l'objet réel de la science. Tàchons, par une juste appréciation des termes, d'en fixer les bornes d'une manière plus précise, et d'embrasser d'un même coup-d'œil toute l'étendue du champ que nous avons à parcourir.

Nous avons dit que la seconde branche de la Médecine avait pour objet la connaissance des *moyens* que lui fournissent à la fois la matière médicale et la diététique. Or, la conservation de la santé n'exigeant dans aucun cas l'emploi des médicamens, ceux-ci restent exclusivement dans le domaine de la matière médicale. Cette science a donc pour objet *la connaissance des médicamens*.

A. On appelle *substances médicinales* ou *corps médicamenteux*, tous les êtres naturels qui peuvent servir à former les médicamens.

B. On nomme *médicamens* les corps médi-damenteux disposés d'une manière convenable, afin de produire un changement *quelconque* dans l'organisme altéré par la maladie.

C. On entend par *médication* le changement immédiat opéré dans les propriétés vitales par l'action du médicament.

L'histoire de ces trois choses forme, selon nous, l'ensemble des connaissances auquel on doit donner le nom de *matière médicale*. Ainsi définie, il nous sera facile d'établir sur quelles sciences elle repose, ce qui la distingue de toutes les autres, le degré de certitude de chacune de ses parties, et ce qui lui reste à recueillir de faits et d'observations pour en former un jour la base d'un corps complet de doctrine.

1.º L'étude des corps médicamenteux ou *l'histoire naturelle médicinale*, semble au premier coup-d'œil n'avoir d'autres bornes que celles de la nature; mais, comme le caractère essentiel d'un médicament est de pouvoir opérer un changement dans les propriétés vitales du corps humain, la matière médicale ne choisit ses agens que parmi les substances naturelles pourvues de cette faculté. La zoologie, la botanique, la minéralogie, forment donc les véritables fondemens de cette première partie de la science, mais elles se bornent à décrire les êtres qui possèdent la propriété plus ou moins prononcée d'agir sur l'organisme. Les nombreuses recherches des naturalistes ont tellement accru la masse des faits de ce genre, que nous possédons aujourd'hui une série fort étendue de substances médicinales. Cette série, présentée dans l'ordre des méthodes naturelles, offre un tableau vaste et sagement ordonné des matériaux primitifs que la nature met à la disposition de l'art de guérir. Ainsi, la première branche de la science qui nous occupe possède de nos jours un nombre considérable de sujets, et le meilleur cadre de classification possible pour en faciliter l'étude.

2.º La seconde branche de la matière médicale est *la pharmacie* proprement dite. Elle enseigne à préparer les médicamens, c'est-à-dire à modifier les substances médicinales de manière à développer en elles la faculté d'opérer des *médications* (A). La pharmacie se fonde sur les données qu'elle emprunte à l'histoire naturelle, à la physique, à la chimie et sur les observations nombreuses qui lui sont propres.

Son étude a pour objet les procédés de l'art et les produits qui en sont le résultat. La classification de ces derniers prend pour base l'analogie des formes, de la consistance, de la composition. Enfin, la marche rapide des sciences sur lesquelles elle repose et l'esprit philosophique qui dirige aujourd'hui ses travaux, indiquent assez le degré de perfection qu'elle peut atteindre, et auquel sans doute elle ne tardera point de s'élever.

3.° L'histoire des *médications* forme la troisième branche de la matière médicale. Cette science observe les changemens immédiats opérés par l'action des médicamens, sur les diverses parties du corps humain, soit en variant l'état et les doses de chaque substance médicamenteuse, soit en les essayant sur des individus de sexe, d'âge ou de tempérament divers, et en notant avec exactitude toutes les autres circonstances qui peuvent modifier les résultats obtenus. C'est ici une science toute nouvelle qui lie la matière médicale à la thérapeutique, mais qui se distingue de celle-ci par des caractères si remarquables qu'on ne saurait trop s'étonner de ce que ces deux sciences ont été si long-temps confondues. L'une est purement expérimentale, l'autre toute d'application ; l'une demande, outre la connaissance parfaite des deux parties qui la précèdent, le concours de l'anatomie et de la physiologie, l'autre exige de plus celui de la pathologie et de la nosographie ; la première ne cherche des agens que parmi les produits de l'art pharmaceutique, la seconde puise à la fois ses moyens dans la diététique, dans la matière médicale, et fait concourir à ses desseins jusqu'aux êtres qui sont du ressort des sciences morales. Toutes deux, il est vrai, ne sont encore fondées que sur des faits inexacts, des observations peu constatées ; mais l'histoire des *médications* peut reposer un jour sur des bases positives, tandis que la thérapeutique n'aura jamais en sa faveur que des probabilités et des conjectures.

Des trois branches de la matière médicale, la science des médications est, sans contredit, celle qui offre aujourd'hui le moins de certitude, et il nous sera facile bientôt d'en déterminer les véritables causes ; mais, pour nous renfermer exclusivement dans le cercle de la question proposée, examinons avant tout ce qu'on doit entendre par *propriété médicale* des médicamens.

Quoique les changemens suscités dans l'organisme par l'action des médicamens, aient le plus souvent pour but de rétablir le jeu des fonctions vitales altéré par la maladie , nous avons montré que ces phénomènes devaient être étudiés isolément, c'est-à-dire d'une manière indépendante de l'objet que se propose l'art de guérir. Or , il est évident que la *propriété* des médicamens ne s'étend pas au-delà de leur action immédiate, et que les effets thérapeutiques ou secondaires n'en sont pas une conséquence obligée ; car, lors même que la médication est prévue, calculée, invariable , le résultat curatif est encore d'un succès très-incertain. Cette vérité , d'abord indiquée par Bichat, développée par Schwilgué , son digne élève , et par M. Barbier, est aujourd'hui tellement reconnue, qu'elle forme la base de nos meilleurs traités de matière médicale. Personne de nos jours n'attribuera sans doute aux médicamens des *propriétés* essentiellement *curatives*, et puisque l'état de la science nous autorise à partir de ce principe, nous admettrons que leur *propriété médicale* ne consiste point dans la faculté de guérir telle ou telle maladie , mais seulement d'opérer telle ou telle *médication*.

Une classification des médicamens , fondée sur leurs propriétés médicales, devra donc présenter le tableau de ces substances disposé dans l'ordre de l'influence qu'elles exercent sur les différentes parties de l'organisme ; mais il faudra se garder d'avoir également en vue leurs effets plus ou moins favorables dans les affections pathologiques , car l'incertitude des résultats qui font l'objet de la thérapeutique, nuirait à la fixité des principes que la science des médications pourrait établir. Telle est cependant le premier écueil de toutes les classifications proposées jusqu'à ce jour, écueil que n'ont pas évité complétement , s'il faut le dire , des méthodes ingénieuses récemment publiées, et dont à juste titre s'honore aujourd'hui notre école.

Mais une difficulté bien plus grave nous semble s'opposer , de nos jours , à l'établissement de cette classification : c'est le manque de faits, le défaut d'observations positives sur lesquelles on puisse l'appuyer. La distinction entre les effets primitifs et secondaires des médicamens, la véritable doctrine des *médications* est encore si récente, qu'à peine a-t-on pu recueillir quelques données certaines sur l'action immédiate d'un petit nombre de substances médici-

nales. Constamment dirigé vers le but final de
la Médecine, c'est presque toujours dans l'inten-
tion de combattre une maladie donnée qu'on a
tenté l'application des agens pharmaceutiques.
De-là, cette inconstance dans les résultats obtenus, cette incertitude dans les propriétés qu'on
leur a si gratuitement reconnues, et cette oscil-
lation continuelle, cette variété d'opinions re-
lativement à leur mode d'agir sur l'organisme.
Ainsi, par exemple, le camphre est tantôt employé comme sédatif, tantôt comme stimulant;
l'opium est rangé parmi les excitans du système
circulatoire, ou les calmans du système nerveux;
pour les uns, le quinquina n'est qu'un amer,
pour d'autres, un tonique, pour d'autres enfin,
c'est un antipériodique, un antiseptique , ou
un fébrifuge. Des Médecins observent que les
vésicatoires accélèrent le mouvement des artères, d'autres affirment au contraire qu'ils ra-
lentissent la vitesse du pouls et diminuent la
chaleur animale..... Quelle confiance ajouter à
des assertions aussi contradictoires ? Comment,
sur de telles garanties , oser assigner à un médicament sa véritable place dans nos cadres de
classification ? Tout est à faire dans ce grand
ouvrage, les sujets et les expériences, les faits

et la doctrine ; il faudra renverser pour recons-
truire, mettre partout le doute à la place de la
certitude, et se tenir d'autant plus en garde
contre l'erreur, qu'il semble que la célébrité
se soit attachée de préférence à ce qui devait
le moins la justifier, aux moyens les plus bi-
zarres, aux substances les plus inertes, aux
compositions les plus ridicules !...

A la vérité, l'école moderne a déjà fait de
grands efforts pour accomplir cette noble tâche et secondé de tout son pouvoir l'essor de
la science des *médications*. Déjà, les doctrines
erronnées ont disparu de l'enseignement ; déjà,
des chimistes savans et d'habiles physiologistes
ont recueilli des observations du plus haut intérêt. Les *Schwilgué* et les *Barruel*, les
Chevreul et les *Orfila*, les *Pelletier* et les
Magendie ont ouvert une vaste lice que de
nombreux émules parcourent aujourd'hui avec
rapidité ; mais que de siècles faut-il encore
avant que toutes les substances médicamenteuses, modifiées à l'infini, aient été affrontées
à l'organisme sous tous ses aspects divers, et
que de ces recherches innombrables puisse naître un système complet de pharmacologie ! C'est
alors seulement que la matière médicale cessera

de faire partie des sciences spéculatives, que l'art de guérir connaîtra toute l'étendue des ressources que lui offrent les médicamens, et qu'appuyée sur de telles bases, la thérapeutique pourra espérer d'atteindre à quelque degré de certitude.

Mais de quel point partir et quelle marche suivra l'observateur dans l'immense carrière qui s'ouvre devant lui?... Tel est, Messieurs, le problême important qui nous reste à résoudre, et sur lequel nous allons appeler toute votre attention.

TROISIÈME PARTIE.

.......Causa latet : vis est notissima.......
(*Ovid. Metam. l. IV*, 287.)

La force qui anime la matière vivante et les lois auxquelles sont soumis les phénomènes physiologiques, furent long-temps l'objet des méditations des philosophes, et de nombreuses hypothèses furent tour-à-tour imaginées à ce sujet. Il est facile, en effet, de concevoir l'intérêt puissant que devait exciter une semblable découverte, et quelle lumière elle eût répandue sur la force active des substances médicinales; mais le peu de succès des efforts de l'esprit humain dans cette recherche fut regardé comme une preuve de leur impuissance absolue, et, lassé de tant de vaines tentatives, on finit par les abandonner comme audacieuses autant que chimériques. Toutefois, devons-nous croire qu'un tel secret soit tout-à-fait inaccessible à notre intelligence ? Il y a deux siècles que le mouvement et la gravitation échappaient à tous les calculs : Newton parut, et tous les phénomènes furent expliqués. Fourcroy essaya plus tard de rapporter à des lois générales les phénomènes de l'affinité chimique, et si son génie n'atteignit point à la hauteur d'une telle entreprise, rien ne prouve du moins qu'un autre Newton n'y parviendra pas quelque jour... Les lois qui régissent l'économie vivante sont d'un ordre bien plus relevé sans doute, et peut-être un voile impénétrable les dérobera-t-il toujours à nos regards ; mais, malgré leur apparente incertitude et le nombre infini de leurs modifications, qui peut douter que tous les phénomènes de la vie ne soient la conséquence d'un principe unique, invariable, et peut-être aussi simple dans sa formule, que la raison inverse du quarré des distances qui régit la matière inerte ?

Quoi qu'il en soit, semblable au chimiste qui

observe le jeu des affinités, le physiologiste qui étudie les médications se borne à recueillir les résultats d'une action dont la marche échappe à ses yeux, et, quel que soit le mode d'agir des molécules médicamenteuses sur les fluides ou les solides du corps humain, quels que soient les mouvemens occultes qu'elles suscitent dans l'organisation intime des tissus, il ne s'attache qu'aux phénomènes apparens qui en résultent, il les apprécie, il les compare, et c'est de leur ensemble qu'il déduit la nature des médications opérées.

Trois choses principales sont à considérer pour l'étude de ces phénomènes : 1.º le *médicament* qu'il ne s'agit plus d'examiner sous le rapport de l'histoire naturelle ou de la chimie, mais uniquement comme *agent de médication* ; 2.º la *surface*, ou le point du système animal avec lequel il est mis en contact; 3.º le *trouble* que cette application suscite, non-seulement dans l'organe qui y est soumis immédiatement, mais encore dans toutes les fonctions de l'économie.

Exposons rapidement le mode de procéder que nous croyons le plus simple, dans l'investigation de ces trois points.

§ I. *Le médicament.* — L'histoire naturelle et la chimie ayant déterminé la nature, la
composition de la substance médicinale, et l'art
pharmaceutique ayant mis à découvert la propriété active dont elle est pourvue, les soins du
pharmacologiste se réduisent à l'appliquer isolément aux différentes parties de l'organisme, dans
ses divers *états* et dans toutes ses *proportions.*
Ainsi, le médicament peut s'administrer soit en
nature, soit dissout dans un excipient. Dans le
premier cas, il suffit de l'employer dans un état
de division extrême, afin qu'il se trouve en contact plus intime avec le point de l'économie qui
en reçoit l'application ; il renferme alors tous
les principes dont il est naturellement composé.
Dans le second, la nature de l'excipient devient
d'une haute importance , car il peut arriver ,
d'une part, que quelques-uns des principes de
la substance médicamenteuse n'y soient point
solubles, et de l'autre, que l'excipient lui-même
en fournisse de nouveaux. Quoi qu'il en soit, le
pharmacologiste doit considérer les diverses
modifications d'une même substance médicinale,
comme autant de médicamens isolés, et en étu-
dier les propriétés comme il le ferait d'une substance nouvelle, en faisant abstraction de ses

analogies, ou des élémens chimiques dont elle se compose. Ainsi disparaîtra pour lui toute différence entre la pharmacie galénique ou chimique, entre les médicamens simples ou composés, et il sera conduit à reconnaître que l'exactitude dans les procédés pharmaceutiques et l'identité dans les produits sont les premiers points dont il doive s'assurer.

Quant à la *dose*, c'est-à-dire aux proportions diverses dans lesquelles un médicament doit être soumis à l'expérience, il semblerait d'abord que sa propriété active dût suivre la raison directe de la quantité de cette substance appliquée à l'organisme, c'est-à-dire, que l'intensité du changement qu'elle opère paraîtrait devoir diminuer ou s'accroître avec la dose du médicament employé ; mais il n'en est pas toujours ainsi, et l'on observe que les substances douées d'une activité puissante ne suivent ce rapport que jusqu'à un degré déterminé. Au-delà de ce point, le trouble qu'elles occasionnent change tout-à-fait de nature, il prend un caractère pathologique entièrement différent de l'action primitive, et cette variété dans leur mode d'agir constitue, selon nous, la différence réelle qui existe entre les *médicamens* et les *poisons*.

Mais cherchons à pénétrer la cause de cette diversité d'action dans une même substance médicinale. Si cette digression semble d'abord nous éloigner de notre objet, on verra bientôt qu'elle s'y rattache par des points nombreux, et qu'elle peut jeter quelque jour sur la question qui nous occupe.

On ne saurait concevoir le phénomène de la *combinaison chimique*, sans supposer que la force de *cohésion* qui lie entre elles les molécules d'un corps simple, cède et s'anéantit devant la force *d'affinité*, qui tend à les unir chimiquement à des molécules d'une nature différente, et avec lesquelles on les met en contact. Or, cet échange n'a pas lieu sans un trouble plus ou moins remarquable : un mouvement s'établit, la température s'élève ou s'abaisse, des substances se précipitent, des fluides se dégagent, et ce corps, pour passer de l'état de sujet *physique* à celui de sujet *chimique*, abandonne, non sans efforts, les propriétés inhérentes à son premier état, pour en acquérir de nouvelles qui sont l'appanage du second. Cet ordre de phénomènes ne se montre, à la vérité, que parmi les êtres soustraits à l'influence de la vie ; mais s'il n'en est pas tout - à - fait ainsi parmi ceux qui en sont animés , ce raisonnement peut du moins nous aider à concevoir ce qui arrive lorsqu'un corps étranger se trouve en contact avec une partie quelconque d'un être vivant.

Un corps organique à l'état de vie est soumis à l'empire d'une force dont nous ignorons la nature , mais dont l'existence est incontestable. Cette force qui préside à tous les phénomènes physiologiques , s'oppose à l'action des corps extérieurs qui tendraient à troubler leur harmonie , et c'est uniquement dans ce sens que Bichat a pu dire : « *que la vie était l'en-* » *semble des fonctions qui résistent à la* » *mort.* » Or, une substance *inerte* est celle qui ne suscite pas même l'action de la puissance physiologique. Une substance *alimentaire* est celle qui, offrant une analogie sensible avec le corps animé, cède, sans effort, à l'action des forces vitales, et passe facilement de l'état de sujet *chimique* à celui de sujet *physiologique.* Mais, toute autre qui a le pouvoir de subvertir l'économie des fonctions animales, doit soulever contre elle la force qui les dirige. Cette force accourt de tous les points du système pour repousser son agression. Tandis que le médicament appliqué sur une surface animée tend à agir chimiquement sur elle, celle-ci cherche à son tour à exercer sur le médicament sa puissance physiologique, et le combat qui s'élève suscite dans l'être vivant un mouvement extraordinaire, qui, borné d'abord au point de contact, se propage bientôt à une distance plus ou moins grande, suivant l'importance de l'action qui l'a déterminé. Alors, de deux choses l'une : si le principe vital résiste avec avantage, le trouble n'est que momentané et prend le caractère d'une *médication;* mais si la dose augmentée du médicament rend son activité trop énergique, l'affinité chimique l'emporte, les forces vitales succombent, l'équilibre des fonctions est rompu sans retour, et le *médicament* est devenu *poison*.

Nous n'avons fait qu'esquisser à grands traits les caractères saillans qui distinguent, selon nous, les divers modes d'agir des corps extérieurs sur l'organisme animal. Cette théorie exigerait, sans doute, un développement que nous devons nous interdire ici ; mais ce que nous avons dit nous suffira du moins pour pouvoir établir ce principe : qu'en général, *l'intensité d'une médication est en raison directe de*

*la dose du médicament qui l'a produite,
tant que la force physiologique peut en
dominer l'activité médicatrice; mais, qu'au-
delà de ce terme, le désordre occasionné
par l'influence du médicament prend un
nouveau caractère qui n'a rien de commun
avec la médication primitive, et dont le résultat est toujours plus ou moins funeste.*

Ainsi, le pharmacologiste, en modifiant les
doses d'une même substance médicinale, peut
en borner l'action à une seule partie du corps,
ou l'étendre à des organes plus ou moins éloi-
gnés; il fait naître, à son gré, une médication
locale, éphémère, profonde ou générale; mais
il sait qu'il est une proportion de ce médicament qu'il ne doit point dépasser, sans craindre
de provoquer un nouvel ordre de phénomènes,
dont il ne pourrait ni mesurer l'étendue, ni pré-
venir le danger.

§ II. *Les surfaces qui en reçoivent l'application.* Comme la propriété active d'un médicament ne se développe que par son contact
avec une partie vivante, le physiologiste qui
étudie les médications doit considérer avec soin
les différentes surfaces sur lesquelles on peut
appliquer les agens médicinaux. Toutes les par-

ties du corps sont enveloppées par la peau, ou par une membrane muqueuse. La première recouvre tout ce qui est situé au dehors , l'autre tapisse toutes les cavités internes qui communiquent avec l'extérieur. La peau, qui reçoit un grand nombre de filets nerveux, sous laquelle se remarque un réseau très-serré de vaisseaux capillaires et une multitude de suçoirs absorbans, se trouve liée par des rapports sympathiques avec toutes les parties de l'organisme. Douée d'une sensibilité très-vive, mais très-variable , l'impression qu'elle reçoit dans l'un de ses points se propage avec rapidité sur toute son étendue ; mais l'action des médicamens ne se borne point à sa surface, et les organes situés au-dessous d'elles se trouvant en communication médiate avec leur puissance médicatrice, ne tardent pas à en ressentir les effets.

La membrane muqueuse, dont la conformation offre beaucoup d'analogie avec la précédente, est douée, peut-être, d'une sensibliité encore plus variée et plus exquise. Deux de ses parties, la surface gastro-intestinale et celle des gros intestins, sont les plus favorables au développement de la propriété active des médicamens. La première surtout, placée au milieu du système, ayant des connexions intimes avec les principaux viscères et tous les organes essentiels de la vie, est très - apte à recevoir, comme à transmettre à tous les points de l'économie, l'influence médicinale ; et c'est, en effet, sur elle que s'exercent les principales tentatives du pharmacologiste. La seconde , quoique pourvue de moins de sensibilité et de rapports sympathiques moins nombreux, est toutefois le siége d'une absorption très-active, et permet aux agens pharmaceutiques d'exercer une grande influence sur l'organisme.

Les trois surfaces dont nous venons de parler sont les seules par lesquelles on puisse opérer des médications générales, c'est-à-dire imprimer à la fois un mouvement identique à toutes les parties du système animé ; les autres, telles que la surface des yeux, la muqueuse génito-urinaire, les voies aériennes, l'intérieur de la bouche, du nez et de l'oreille externe, quoique très - capables d'éprouver l'impression des substances médicinales, sont peu propres à en transmettre l'influence, et , pour l'ordinaire , lorsqu'on essaye sur l'une d'elles la propriété d'un médicament, l'objet de la médication ne s'étend pas au-delà. Or, dans les surfaces qui en sont susceptibles, la puissance médicatrice a plusieurs manières de se répandre sur tous les points de l'économie: 1.° *par l'absorption*; on conçoit que les suçoirs absorbans de la peau ou des membranes muqueuses, servent de passage aux molécules médicinales, que celles-ci pénètrent dans l'intérieur, et qu'arrivées dans les canaux circulatoires, elles vont avec le sang exciter tous les organes que traverse ce fluide ; 2.° par le jeu *des sympathies ;* ce mode de transmission a sans doute pour intermédiaires les filets nerveux, mais son mécanisme est encore complétement inconnu; 3.° *par contiguité* d'organes, c'est-à-dire par une sorte d'irradiation qui s'étend en surface et en profondeur aux parties qui sont placées autour du lieu de l'application. Quant à la *révulsion*, nous la regardons moins comme un mode particulier d'agir, que comme un effet secondaire dont le thérapeutiste sait tirer un parti plus ou moins avantageux. Enfin, l'injection des médicamens dans les veines et leur application sur les surfaces dénudées, paraissent entraîner les inconvéniens les plus graves, sans offrir de nouveaux moyens d'opérer des médications, car des expériences physiologiques ont démontré que les médicamens introduits par cette voie, suscitaient des changemens entièrement analogues à ceux qui résultent de leur contact avec une surface absorbante.

Telles sont les différentes parties du corps humain qui peuvent recevoir l'application des médicamens, et les diverses manières dont leur influence se fait sentir ou se propage dans tous les points de l'économie. Mais, les unes et les autres sont sujettes à de nombreuses modifications. Ainsi, le pharmacologiste doit observer attentivement dans les surfaces sur lesquelles il exerce une action médicatrice : 1.º l'organisation particulière du tissu, 2.º sa plus ou moins grande aptitude à l'absorption, 3.º sa sensibilité propre, 4.º sa sensibilité relative ou ses rapports sympathiques, 5.º ses connexions d'organes, 6.º son état actuel physiologique ou pathologique, car le médicament développe une activité d'autant plus grande, que la sensibilité propre du lieu de l'application se trouve exaltée par l'état de maladie. Enfin, des modifications non moins essentielles, dépendent de causes secondaires, telles que les circonstances hygiéniques, la durée de l'application du médicament, sa forme pharmaceutique, et surtout le pouvoir de l'habitude, qai parvient à rendre tout-à-fait impuissante la substance médicinale, douée d'ailleurs de l'activité la plus énergique.

Ces principes une fois établis, le pharmacologiste se livre à l'observation des résultats qu'il a préparés. Les phénomènes qui vont se produire sont le but spécial, le complément de toutes ses recherches, et la base sur laquelle doivent s'élever les travaux importans du thérapeutiste.

§ III. *Les médications.* Nous avons dit que la propriété médicale d'un médicament ne s'étendait pas au-delà de son action immédiate sur l'organisme, et que cette action ayant lieu d'une manière occulte, c'était uniquement par ses résultats qu'on pouvait apprécier la force active de la substance médicinale ; cherchons donc à établir les principes sur lesquels nous devons nous appuyer dans l'étude de ces résultats, auxquels nous avons donné le nom de *médications.*

L'action des médicamens sur les fluides et les solides du corps humain, a beaucoup exercé la sagacité des physiologistes. Parmi les fluides, le *sang* et la *lymphe* ont été principalement l'objet de leurs nombreuses recherches. Nul doute que ces liquides, faisant partie du corps animé, ne jouissent d'une vitalité plus ou moins grande, et n'éprouvent par le contact des agens médicinaux, des changemens réels, soit dans la disposition de leurs molécules, soit dans les mouvemens qui leur sont propres ; mais, sans cesse renfermés dans les vaisseaux qu'ils parcourent, ils ne se présentent jamais à nos yeux sans être soustraits à l'influence de la force vitale, et dès-lors tous nos moyens d'investigation deviennent impuissans à leur égard. Il est plus facile de se rendre compte des modifications que subissent les *humeurs excrétées*. Ce sont des corps étrangers qui ont cessé d'être soumis à l'empire de la vie, et que les organes repoussent en même temps que les molécules médicamenteuses qu'ils n'ont pu assimiler. Ainsi, les urines et la sueur présentent fréquemment des traces des substances médicinales introduites dans l'économie. Or, les altérations que présentent ces humeurs n'offrent aucun intérêt, quant à l'action qui s'est opérée sur elles-mêmes, mais elles peuvent servir à indiquer la nature des mutations qui ont eu lieu dans les organes qui les secrètent.

Quant à l'action des médicamens sur les *so-*

lides, on ne peut se la représenter que comme un changement opéré dans la disposition physique des fibres qui les composent. Ces fibres rapprochées donnent lieu à des tissus ; ces tissus réunis forment des organes, des appareils, qui exécutent des mouvemens, ou remplissent des fonctions déterminées. Or, le nouvel arrangement de ces lames fibreuses, occasionné par l'influence du médicament, entraîne une modification quelconque dans le jeu de ces organes, et devient aussitôt sensible au dehors par le trouble qui se manifeste dans les fonctions dont ils sont chargés.

Ainsi donc, puisqu'il est impossible de pénétrer le secret des changemens qui ont lieu dans l'organisation élémentaire des *fluides* et des *solides* du corps humain, on ne parviendra à reconnaître et à mesurer la force active d'un médicament appliqué à l'organisme, qu'en parcourant dans l'ordre qui les lie entre elles les différentes fonctions de la vie, et en recueillant avec soin tous les phénomènes insolites qui seront la conséquence de cette application.

Soit donné, pour exemple, une substance simple ou bien un composé pharmaceutique

dont on voudra déterminer la propriété médicinale. Après avoir reconnu sa nature intime
et arrêté les procédés de l'art au moyen des-
quels on pourra toujours y retrouver un médicament identique, le pharmacologiste essayera
d'en faire l'application à l'organisme. Son premier soin sera de pressentir, par l'impression
de cette substance sur les organes du goût et
de l'odorat, la nature de celle qu'elle peut opérer sur les autres parties du corps humain.
Toutefois, il n'attachera qu'une médiocre importance à cette première indication, que de nombreux exemples ont appris à regarder comme peu
concluante. Il tentera ensuite de la mettre en
contact, à une dose modérée, avec l'une des
trois grandes surfaces : la muqueuse gastro-
intestinale, celle des gros intestins, ou la peau,
sur un sujet sain, adulte, et d'un tempérament
moyen. Alors, il examinera successivement, et
dans l'ordre qui les rattache les unes aux autres, les différentes fonctions de la vie, dans
l'individu soumis à l'expérience, en ayant égard
aux modifications qui peuvent se rapporter, soit
au *médicament*, soit à la *surface*, et même
au point de cette surface qui est le siége de
l'application. Ces essais seront répétés plusieurs

fois, en augmentant progressivement la dose de la substance médicinale dans des circonstances hygiéniques semblables. On les renouvellera sur des individus de sexe, d'âge et de tempérament divers, d'abord dans l'état de santé, ensuite dans l'état de maladie, et même dans les différentes périodes de chaque affection pathologique. Enfin, il faudra essayer de la même manière, l'action de cette substance sur les surfaces dont les connexions et les sympathies sont moins nombreuses; et quoique, dans ce cas, l'influence du médicament paraisse bornée à l'étendue de l'organe médicamenté, le pharmacologiste ne laissera pas d'observer en même temps le jeu des fonctions les plus éloignées du point qui en éprouve le contact.

Cette méthode est assurément la seule par laquelle on parviendra à déterminer avec certitude *la propriété médicale* des médicamens. Or, nous osons le demander, dans le nombre des substances médicinales dont les fastes de l'art ont consacré les vertus, combien en est-il dont l'action immédiate sur l'organisme ait été appréciée de cette manière ? Est-ce ainsi qu'on est parvenu à découvrir la force active de ces milliers de substances dont se composent nos catalogues d'agens médicinaux ? A la vérité, le siècle est sur la voie, des travaux importans ont été dirigés dans le sens que nous venons d'indiquer; mais la carrière est encore immense, et des difficultés sans nombre semblent chaque jour l'étendre davantage.

Si les principes que nous venons de développer sont assez généralement admis de nos jours par les hommes qui ont fait de la matière médicale l'objet de leurs méditations, les pharmacologistes sont loin d'être également d'accord sur l'ordre dans lequel les médicamens ou plutôt les médications doivent être classés. Cette dissidence ne peut se rapporter à d'autre cause que le petit nombre ou l'incertitude des faits que nous possédons sur cet objet, car il est évident que la classification s'établira d'elle-même, lorsque l'on connaîtra parfaitement la nature des changemens physiologiques que chaque substance médicinale peut susciter dans les fonctions du corps humain, *lorsqu'elle sera appliquée dans des circonstances données.* Cette connaissance une fois acquise, il sera facile de rapprocher les médicamens dont les propriétés offriront de l'analogie, de les distribuer en groupes, d'en former des classes, des ordres , et de disposer des cadres méthodiques où viendront se ranger d'eux - mêmes tous les faits déjà recueillis , et ceux que l'expérience y ajoutera chaque jour.

Et pourquoi nous obstiner à créer d'avance cette classification ? Pourquoi intervertir l'ordre naturel des choses et la marche progressive de nos connaissances ? Créer la classification avant les faits , n'est-ce pas , suivant l'expression d'un écrivain célèbre, *vouloir arranger une chambre vide ?* N'est-ce pas une des faiblesses de l'humaine nature, que cette ardeur de s'élever aux généralités avant d'avoir recueilli les détails ? Les brillans efforts du génie ont-ils autant servi les sciences que les travaux soutenus d'un petit nombre d'hommes, nés pour l'observation, éclairés , studieux , modestes ?.... Cessons donc d'attacher à ces cadres plus ou moins arbitraires une importance que réclament bien plus hautement l'investigation des faits et la recherche de la vérité. La nature se joue de nos classifications et de nos méthodes, et tandis que nous nous efforçons vainement de soumettre ses phénomènes à un ordre purement arbitraire, elle se plaît à créer des anomalies sans nombre , qui renversent tous nos systèmes, confondent toutes nos théories, et semblent nous avertir qu'il ne nous appartient point de chercher à soulever le voile dont elle couvre le secret de ses sublimes opérations.

Toutefois, nous sommes loin de contester ici l'utilité des classifications dans les sciences expérimentales; nous nous plaisons, au contraire, à reconnaître en elles des moyens ingénieux de faciliter l'étude, de soulager la mémoire, de favoriser l'application des principes généraux. Or, si la matière médicale a senti le besoin d'une classification des médicamens, fondée sur leurs propriétés; si l'état de nos connaissances actuelles ne nous permet pas d'établir cette classification, et si le peu de faits bien constans que nous possédons sur leur action immédiate forme l'unique obstacle qui s'y oppose, c'est donc sur ce point important que doivent se réunir aujourd'hui tous nos efforts. Mais les travaux de quelques hommes ne suffiraient point à une telle entreprise. Nous pensons que pour parvenir à ce but avec plus de rapidité, les Sociétés de Médecine et les Gouvernemens eux-mêmes devraient faire un appel aux chimistes et aux physiologistes de tous les pays, en décernant des prix aux meilleures analyses

des substances médicamenteuses et aux recherches les plus satisfaisantes sur leur application à
l'économie animale. Les pharmaciens y concour-
raient d'une manière puissante, en imaginant
les moyens de présenter les produits de l'analyse chimique sous une forme simple, com-
mode, la plus appropriée à l'usage médical,
et la moins sujette aux altérations. Des expériences seraient tentées, dans les écoles de cli-
nique, sur l'emploi isolé de chaque médicament,
à toutes les doses, sous toutes les formes, dans
toutes les circonstances pathologiques. Ainsi,
s'accroîtrait peu à peu la masse des connaissances positives sur lesquelles doit s'appuyer
la matière médicale ; ainsi, se réuniraient enfin
les élémens d'une classification régulière des
médicamens : vaste et précieux répertoire, où le
thérapeutiste viendrait chercher avec confiance
les instrumens nécessaires à l'exercice de son
art divin.

En terminant la tâche que nous nous étions
imposée, qu'il nous soit permis de rendre un
juste hommage aux hommes célèbres dont les
écrits nous ont éclairé dans nos recherches, et
dirigé dans le cours de ce travail. Si quelques

vues saines, quelques idées judicieuses s'y sont fait remarquer, nous les devons sans doute à la lecture attentive, à la méditation de leurs savans ouvrages. Guidée par de tels maîtres, fondée sur l'expérience et la méthode analytique, la Médecine, enfin rendue à sa haute destination, ne saurait manquer d'atteindre le noble but de tant d'efforts. Loin donc d'accuser la lenteur apparente des progrès de cet art, félicitons-nous de ce que des principes sûrs dirigent aujourd'hui ses pas dans la carrière, et laissons le temps asseoir, d'une manière immuable, les fondemens de ce vaste édifice, qui doit servir un jour d'asile à nos misères et de monument à la gloire de l'esprit humain.

NOTE.

(A) p. 22, J'emploie constamment le mot *médication* dans le sens proposé par M. Barbier d'Amiens, adopté par Schwilgué, et assez généralement admis en pharmacologie. Toutefois, quelques Médecins s'en servent encore, soit pour désigner les différens *modes de traitement* qu'ils mettent en usage contre les affections pathologiques, soit pour indiquer le *résultat thérapeutique* qu'ils provoquent par l'emploi d'un médicament.

L'obscurité qui résulte toujours dans les sciences de la diversité des acceptions d'un même terme, m'a suggéré la pensée de caractériser par des expressions propres les deux ordres principaux de phénomènes suscités dans l'organisme par l'action des médicamens, et de donner au mot *médication* une acception plus étendue, plus conforme peut-être à son étymologie.

Je propose, en conséquence, de nommer PROTERGIE (1), tout changement immédiat *ou primitif* opéré dans l'économie animale par l'action des médicamens ; et DEUTERGIE (2), le résultat *secondaire* qui lui succède et qui est le but essentiel de la thérapeutique. L'ensemble de ces phénomènes conserverait le nom de MÉDICATION.

Ainsi, par exemple, la rougeur de la peau, l'inflammation, la vésication, l'accélération du mouvement des artères, l'excitation de l'appareil génital, etc. qui sont produites par l'action des vésicatoires, seraient considérées comme leur effet

(1) *De* πρῶτος, *premier, et de* ἔργον, *action.*
(2) *De* δεύτερος, *second, et de* ἔργον.

PROTERGIQUE ; l'avantage thérapeutique que l'on obtient de leur emploi, dans certains cas pathologiques, tels qu'une congestion cérébrale ou pulmonaire, serait leur résultat DEUTERGIQUE ; et l'ensemble de tous ces phénomènes formerait une MÉDICATION pertubatrice ou révulsive.

Enfin, cette branche de la matière médicale qui s'occupe de l'étude des *médications*, dans le sens admis par M. Barbier, prendrait le nom de PROTERGÉTIQUE; et la DEUTERGÉTIQUE, ou histoire des effets *secondaires* des médicamens, resterait confondue avec la thérapeutique, puisque ces deux sciences n'auraient qu'un même objet.

La langue médicale possède depuis long-temps une expression dont l'analogie avec celles que je propose pourrait me sauver du reproche de néologisme: c'est le mot *synergie*, qui indique l'*action simultanée* de plusieurs organes, de plusieurs appareils. Je conçois néanmoins qu'après m'être élevé contre l'abus des nomenclatures, il me sied peu de créer moi-même de nouveaux termes scientifiques; aussi n'est-ce pas sans quelque défiance que je soumets cette innovation au jugement du public médical.